MÉMOIRE

SUR LA NATURE

DE L'INFLAMMATION,

PAR

J.-P. CAFFORT,

Docteur en médecine, chirurgien de l'Hôtel-Dieu et de la
Maternité de Narbonne, associé correspondant de la Société
royale de médecine de Toulouse.

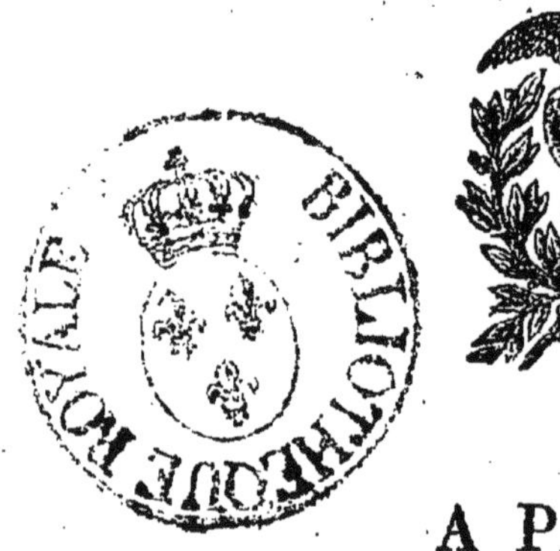

A PARIS,

CHEZ GABON, LIBRAIRE,

RUE DE L'ÉCOLE DE MÉDECINE, N.° 10;

A MONTPELLIER, CHEZ LE MÊME LIBRAIRE,

GRAND'RUE, N.° 321;

A BRUXELLES, AU DÉPOT GÉNÉRAL DE LIBRAIRIE MÉDICALE FRANÇAISE,
Marché aux Poulets, n.° 1213, au coin de la rue des Fripiers.

1829.

A NARBONNE,

De l'Imprimerie de François CAILLARD.

AVANT-PROPOS.

Nous nous éloignons heureusement de ces temps où l'empirisme et une aveugle routine dirigeaient seuls le praticien. Les Médecins de nos jours suivent une marche plus conforme à celle qui a fait faire des progrès si rapides aux autres sciences : ils observent la nature, et groupant ensuite leurs observations, ils en déduisent, comme conséquence, des lois, des principes, des théories que le temps et l'expérience sanctionnent ou rectifient peu à peu. Quelques théories, à la vérité, fruits d'une imagination ardente, et non de l'examen approfondi des faits, avaient pu jeter quelque discrédit sur la route frayée par les Stalh, les Boerhaave, les Hoffmann, etc. Sans doute on a pu s'égarer quand on a voulu prendre pour fondement des théories médicales, un pur mécanisme ou une chimie imparfaite ; mais dès l'instant que la science de la vie est devenue la base sur laquelle ces théories ont été bâties, on a été assuré d'avoir embrassé la bonne voie ; il ne reste plus maintenant qu'à la suivre avec persévérance pour en retirer des avantages immenses. De quelle utilité seraient, en effet, les nombreuses observations qu'on recueille de nos jours avec tant de zèle, si, de leur ensemble ne devaient naître des principes plus en rapport avec nos connaissances actuelles ?

C'est en vain que quelques Médecins voudraient nous persuader qu'aucune théorie ne les dirige près de leurs malades ; car alors, semblables au nautonnier imprudent qui courrait les mers sans boussole, ne seraient-ils pas exposés à errer au hasard ; or, quand il s'agit de la vie de nos semblables, devons-nous rien donner au hasard ? Quelques individus, il est vrai, disent que leur expérience seule suffit pour les guider. Mais ignorent-ils, ces médecins, que l'expérience ne peut être le fruit que d'une longue pratique ? qu'elle nous égare et nous trompe souvent, comme l'a fort bien dit Hippocrate, et que d'ailleurs, dans la plupart des cas, elle ne s'acquiert qu'au détriment des malades ?

Ainsi donc c'est à tort qu'on affecte de jeter une certaine défaveur sur les théories, puisqu'on ne ramasse des matériaux que pour atteindre ce but, et qu'on ne peut faire un pas dans la science, sans être guidé par les lois qui ressortent de l'observation des faits. Il ne s'agit que de savoir choisir parmi les théories celles qui sont l'expression vraie de la nature, et d'élaguer avec soin celles qui ne reposent sur aucune base solide. Le lecteur jugera à laquelle de ces deux classes appartient celle que j'adopte dans ce mémoire.

MÉMOIRE

SUR LA NATURE

DE L'INFLAMMATION.

L'INFLAMMATION joue un si grand rôle en pathologie, elle paraît si fréquemment tant à l'état de simplicité qu'à celui de complication, que sa présence dans presque toutes les affections morbides, l'a faite considérer par quelques médecins, si non comme l'origine de toutes les maladies, du moins comme la source d'une foule d'altérations qui se présentent sous des formes et sous des aspects bien différens. Au milieu des opinions contradictoires qui s'offrent de toutes parts sur la nature de la phlegmasie, il est difficile d'asseoir son jugement d'une manière assurée. Pour sortir de cet embarras que beaucoup de médecins doivent avoir partagé avec moi, pour dissiper cette incertitude toujours pénible à quiconque veut exercer la médecine avec connaissance de cause, je vais commencer par exposer les principales théories qui ont été émises sur cette maladie. Je me garderai bien de rapporter toutes celles qui ont été proposées; leur seule énumération m'amenerait beaucoup trop loin. Je me contenterai de parler de celles qui jouissent de quelque crédit, et de celles qui exercent encore une certaine influence sur le langage médical. Lorsque j'aurai mis ainsi sous les yeux du lecteur ces théories de l'inflammation, je les comparerai les unes aux autres, et je montrerai quels sont les points de contact qu'elles peuvent avoir entr'elles, ou les différences qui les séparent. De cette façon, le lecteur pourra voir toutes les pièces du procès, et conséquemment il pourra juger avec plus de facilité.

En premier lieu se présente la théorie de Boerhaave qu'on a professée généralement dans toutes les écoles, et qui perce encore dans le langage de nos vieux praticiens, malgré l'abandon dans lequel elle est justement tombée. Comme elle est basée sur l'idée que ce grand médecin se faisait de la nature intime de nos organes, il est nécessaire d'en dire un mot, afin de pouvoir comprendre sa manière de concevoir l'inflammation.

Ce médecin pensait que le sang est composé de molécules rouges, jaunes et blanches, dont les diamètres sont successivement plus petits, et que ces molécules sont reçues dans des capillaires artériels, séreux et lymphatiques, toujours d'une forme conique, et dont les diamètres sont naturellement en rapport avec ceux de leurs molécules respectives.

D'après lui, le sang, poussé par les contractions

du cœur et des artères, passe dans les capillaires artériels; arrivé à l'extrémité de ces vaisseaux, les molécules rouges vont dans les veines, tandis que les jaunes et les blanches se rendent dans les capillaires séreux dont le diamètre n'est pas assez grand pour permettre l'introduction des molécules rouges de ce fluide; arrivé à l'extrémité des capillaires séreux, le sang se décompose de nouveau, les globules jaunes passent dans les veines séreuses, et les blancs s'introduisent dans les lymphatiques par un mécanisme semblable; de telle sorte que la circulation n'est, en quelque manière, qu'une espèce de filtration.

Que l'on ne s'attende pas à me voir réfuter de pareilles erreurs; ce serait abuser de la patience du lecteur. Je passe donc de suite à la théorie de l'inflammation que Boerhaave en fait découler.

Boerhaave fait consister l'inflammation dans l'obstruction des capillaires artériels, séreux ou lymphatiques, produite ou augmentée par la fièvre générale ou locale. Il distingue deux sortes d'inflammation; dans celle du premier genre, le sang reste contenu dans ses vaisseaux propres, c'est-à-dire, dans les capillaires artériels; dans celle du second genre, au contraire, les globules rouges de ce liquide passent dans les capillaires séreux ou lymphatiques qui ne les reçoivent pas habituellement, et constituent par ce passage cette espèce d'inflammation qu'on nomme par erreur de lieu.

L'inflammation du premier genre peut se produire de deux manières distinctes : 1° lorsqu'un globule sanguin devient visqueux, il circule avec plus de difficulté, il peut même s'arrêter entièrement à l'extrémité d'un capillaire artériel, parce que, ces vaisseaux étant coniques, les mouvemens de cette molécule sont de plus en plus gênés au fur et à mesure qu'elle avance. Quand elle est arrêtée, le sang s'accumule de proche en proche dans ce vaisseau, et constitue l'obstruction, caractère fondamental de toute inflammation; le même phénomène arrive lorsque c'est le diamètre de l'extrémité capillaire qui diminue par une cause quelconque, car alors l'obstruction en est toujours le résultat, comme dans le premier cas.

On conçoit, d'après cela, que les capillaires artériels seuls peuvent être le siège de l'inflammation du premier genre. Elle ne peut affecter les veines, attendu que les systèmes artériel et veineux, représentant deux cônes adossés par leurs sommets, il est évident que quand un globule a franchi le point qui sépare l'artère de la veine, il entre dans des vaisseaux qui vont en s'élargissant de plus en plus, et dans lesquels, par conséquent, il ne peut survenir l'obstruction nécessaire pour qu'il y ait inflammation.

Quant aux inflammations du second genre, ou par erreur de lieu, il faut, pour qu'elles arrivent, que l'entrée des vaisseaux séreux ou lymphatiques soit assez dilatée pour admettre les globules rouges du sang ; or, le passage des molécules rouges sanguines dans les vaisseaux séreux ou lymphatiques peut se faire de deux manières : ou l'entrée de ces vaisseaux a été préalablement dilatée par une cause quelconque, et alors les molécules rouges y pénètrent sans efforts ; ou bien, le sang, poussé avec violence, surmonte la résistance des parois de ces vaisseaux, sans que leur conduit ait été auparavant dilaté ; mais dans l'un comme dans l'autre cas, les molécules rouges ne tardent pas à s'arrêter, vu la forme conique des capillaires séreux et lymphatiques, et produisent ainsi l'obstruction inflammatoire.

Cette théorie de l'inflammation est tellement ingénieuse, que nous ne devons pas être surpris qu'elle ait été embrassée par tous les médecins à l'époque où elle parut. Cependant, en examinant les choses avec plus d'attention, on s'aperçut que le sang n'était pas ordinairement plus visqueux dans les cas de phlegmasie. Cette observation ébranla les idées un peu trop mécaniques de Boerhaave, et Cullen modifia cette théorie pour la mettre en rapport avec les connaissances du temps où il vivait.

Ce dernier auteur pensait, aussi bien que Boerhaave, qu'il y a toujours obstruction dans une phlegmasie; mais au lieu de rapporter cette obstruction à la viscosité du sang, il l'attribua à un *spasme* de l'extrémité des capillaires artériels.

« D'après ce que je viens de dire, on peut, ajoute Cullen, dans beaucoup de cas expliquer la nature de l'inflammation de la manière suivante : Il peut survenir des causes d'inégalité dans la distribution du sang, qui en poussent une plus grande quantité que de coutume dans certains vaisseaux, pour lesquels alors le sang devient nécessairement une cause d'irritation; mais, en outre, il est probable que pour diminuer la congestion, *la force médicatrice de la nature* augmente encore davantage l'action de ces vaisseaux, et qu'elle produit cet effet en excitant, de même que dans les autres maladies fébriles, une contraction spasmodique dans leurs extrémités.

Le *spasme* de l'extrémité des artères qui soutient l'accroissement de l'action du sang qui y est poussé, doit donc être regardé comme la cause prochaine de l'inflammation, au moins dans tous les cas où l'inflammation n'est pas produite par l'application de stimulus directs, et même on peut supposer que ces derniers occasionent un *spasme* dans l'extrémité des vaisseaux. »

Cette modification apportée par Cullen, *dans la Théorie de Boerhaave*, n'a pu la sauver de la chute inévitable que doivent subir tous les systèmes qui n'ont pas les faits pour base.

Tout en rejetant les idées de Boerhaave et de Cullen sur l'inflammation, on fut obligé d'avoir recours à d'autres théories pour l'explication des phénomènes qui dépendent de cette affection. En France, et l'on peut dire sur tout le continent, on regarda l'inflammation comme dépendante d'un accroissement d'action des capillaires ; en Angleterre, au contraire, on pensa presque généralement que toute phlegmasie consiste dans la faiblesse des capillaires artériels.

D'après le docteur Thomson, cette dernière idée fut émise pour la première fois en 1765, par Vacca, médecin italien. Voici ce qu'on lit dans l'ouvrage de l'auteur anglais à ce sujet :

« Vacca présente son opinion sous la forme d'aphorismes, et cherche à leur donner un vernis scientifique en se servant à tout propos des mots scholie, corollaire et lemme. Je vais signaler les trois plus remarquables, les seuls même qui méritent peut-être de fixer l'attention.

« 1° L'inflammation ne se développe jamais dans aucune partie du corps, à moins qu'il n'y ait eu dans cette partie une congestion de sang réduit presque à l'état de repos. » Cette proposition semble à Vacca prouvée par l'accroissement de volume et de rougeur dans les petites artères, et par la plus grande quantité de sang qu'elles fournissent quand on incise la partie enflammée.

» 2° Une congestion ou demi-stagnation de sang ne peut se manifester dans une partie sans y produire une débilité absolue ou relative.

» Dans l'état de santé, la résistance à la distension est égale à la force d'impulsion : quand cette résistance devient inférieure, la distension doit nécessairement avoir lieu, mais une diminution dans la force de résistance ne peut provenir que de la débilité.

» 3° Lorsqu'une partie quelconque du corps est dans un état de débilité, non-seulement il survient une congestion ou demi-stagnation dans les vaisseaux de cette partie, mais encore une certaine quantité de sang se trouve refoulée dans les vaisseaux latéraux, les lymphatiques et les capillaires. Dans l'état de santé, les orifices de ces vaisseaux résistent à l'entrée du sang avec une force proportionnée à l'impulsion, mais quand la résistance est détruite ou diminuée par la débilité ou la perte du ton, le sang y pénètre, les ouvre et les dilate. »

Les médecins anglais ont adopté en général l'opinion de Vacca sur l'inflammation, en la modifiant plus

ou moins, et l'étayant même de nombreuses observations microscopiques qui offrent beaucoup d'intérêt.
Lubbock, Allen, Philipp Wilson, Thomson et Hastings sont ceux qui ont soutenu cette théorie avec le
plus de force.

Lubbock écrivait en 1802 la lettre suivante au
docteur Reeve : « Si l'on considère un vaisseau comme
un muscle creux, sa cavité peut s'élargir, ou ses
fibres s'allonger en tout sens par le seul fait de la débilité directe ou indirecte, ce qui a pour résultat,
soit de diminuer le ton ou la densité, soit de produire
l'éloignement des molécules. Tel est l'état de la fibre
irritable dans l'inflammation des vaisseaux. La cavité
de ces tubes acquérant plus d'ampleur par l'amin-
cissement et l'élongation de leurs fibres, ils reçoivent
plus de sang et leur action devient plus faible. L'explication que j'ai donnée de l'accroissement du corps,
peut s'appliquer, à peu de chose près, à l'état d'inflammation, car l'inflammation, à proprement parler,
n'est qu'un accroissement des vaisseaux de la partie
affectée. Si donc un accroissement général est provo-
qué par une diminution d'énergie, l'accroissement
partiel des vaisseaux se trouve dans le même cas;
mais si le diamètre d'un vaisseau s'agrandit par l'effet
de l'atonie ou par la diminution de la force contractile, il s'ensuit que le mouvement du sang doit être

plus lent, d'après cette loi d'hydraulique, que les fluides coulent avec moins de vitesse en passant d'un petit tube dans un autre plus gros.

Lubbock, comme on peut le voir, n'a fait que développer dans cette lettre l'idée mère de Vacca. Plus tard, Allen porta dans cette doctrine plus de précision qu'on ne l'avait fait jusqu'à lui; mais comme ce professeur n'a fait connaître sa théorie que dans ses cours, je vais citer textuellement l'aperçu qu'en donne Thomson dans son ouvrage.

« La vitesse de la circulation dans une série quelconque de vaisseaux dépend, suivant lui, de l'action musculaire de ces vaisseaux. Cette action peut être augmentée également et proportionnellement dans toute la série; elle peut y être également et proportionnellement diminuée; enfin elle peut y être irrégulièrement augmentée et irrégulièrement diminuée, c'est-à-dire, que l'action musculaire peut-être augmentée dans une partie des vaisseaux, tandis qu'elle est stationnaire ou diminuée dans une autre partie voisine, ou qu'elle peut être diminuée dans une partie, tandis qu'elle est stationnaire ou augmentée dans les parties adjacentes.

» 1° Les forces qui accélèrent, et celles qui retardent le sang dans sa marche, sont si exactement proportionnées entr'elles que, dans l'état de santé, la masse de liquide fournie par les veines est parfaitement égale à celle qu'ont admise les artères correspondantes.

» Les forces et les résistances sont balancées de manière qu'aucune congestion ou accumulation ne puisse avoir lieu. Si la force d'impulsion est également et proportionnellement augmentée dans la totalité ou dans une partie de la série, le sang circule avec plus de vitesse, mais les vaisseaux n'en contiennent pas pour cela davantage. C'est ce qu'on peut observer après un violent exercice. L'action vasculaire est augmentée, le pouls devient plus fréquent et plus plein ; car le pouls, qui dans le repos, ne donne que soixante-dix pulsations par minute, peut être porté jusqu'à cent quarante chez l'homme qui marche de manière à parcourir quatre milles par heure.

» La circulation est exaltée aussi dans l'inflammation aiguë précédée de ce qu'on appelle *diathèse phlogistique*, mais moins que chez l'homme qui fait un exercice violent. Le pouls est plus fort et plus plein que dans l'état normal, mais quelquefois il n'est pas plus fréquent. Tout le système a souvent de la tendance à une contraction spasmodique ou permanente ; le pouls fréquent, dur et concentré, ne s'accorde pas avec le cœur, et l'artère qui se dirige vers la partie enflammée, semble, au toucher, dure comme une corde.

» 2º Dans l'état normal, les veines ont la force de chasser tout le sang que leur transmettent les artères. Si l'action musculaire qui fait mouvoir le sang vient à diminuer, ce liquide circule avec moins de vitesse et se trouve, par conséquent, transmis en moindre quantité. Il ne s'opère pas de congestion, mais la quantité de sang reste toujours la même, jusqu'à ce qu'un changement survienne dans la structure ou la capacité des vaisseaux qui le contiennent : c'est ce qui doit arriver à la longue, comme on le voit dans la paralysie et l'anévrysme.

» 3º Quand l'action du système sanguin est irrégulièrement augmentée ou diminuée, quand, par exemple, elle est augmentée dans une partie et reste stationnaire dans les parties adjacentes ou dans la continuation des canaux, le mouvement du sang continuerait à être uniforme si les vaisseaux formaient un tube inflexible; mais comme ils sont extensibles et élastiques, la vitesse de la circulation varie selon la force d'impulsion. Quand cette force augmente la vitesse s'accroît aussi, *et vice versâ*. La seconde série reçoit plus de sang qu'elle n'en peut facilement porter au cœur, une congestion s'établit, et elle doit nécessairement augmenter jusqu'à ce que la résistance qu'elle oppose soit en équilibre avec la force d'impulsion des portions précédentes du tube artériel. »

Jusques là, cette théorie de l'inflammation n'était basée que sur des raisonnemens; ni Vacca, ni Lubbock, ni Allen, en la faisant connaître, n'avaient apporté des preuves suffisantes pour la faire admettre. Wilson suppléa à cette lacune; il fit des expériences microscopiques sur les animaux à sang chaud et à sang froid, pour voir dans quel état se trouvent les capillaires d'une partie enflammée. Il résulte de ces nombreuses expériences, comme on peut le voir dans Samuël Cooper, que les capillaires d'une partie enflammée sont dans un état de dilatation et de faiblesse contre nature, tandis que les gros troncs voisins augmentent d'action sans se dilater.

« Ainsi, dit le docteur Wilson, la nature de l'inflammation devient évidente à mes yeux ; le mouvement du sang est retardé dans les capillaires par suite de leur faiblesse ; un obstacle inaccoutumé s'oppose au cours du sang dans un point du système vasculaire, une augmentation d'action se manifeste dans les artères qui s'y rendent. »

Thomson a fait des expériences dans le même but, c'est-à-dire pour connaître ce qui se passe dans les capillaires pendant une inflammation. Il a conclu de ses observations microscopiques qu'il a faites avec le plus grand soin, et qu'il a rapportées en détail et de très-bonne foi :

2

« 1.º Que la circulation, loin d'être toujours ralentie dans les vaisseaux enflammés, se trouve accélérée, surtout au début de l'inflammation, et que cet accroissement de vitesse peut persister dans les vaisseaux capillaires depuis le commencement de l'inflammation jusqu'à la fin. Je suis porté à croire, dit-il, que l'accélération de la circulation accompagne, à un degré plus ou moins prononcé, l'état que l'on appelle inflammation active.

« 2.º Qu'un ralentissement dans la circulation des vaisseaux capillaires enflammés peut avoir lieu au commencement de l'inflammation et durer pendant tout son cours et ses progrès.

« 3.º Que le ralentissement de la circulation dans les capillaires enflammés se manifeste néanmoins plus fréquemment dans le cours de l'inflammation qu'au début, chez les personnes fortes et bien constituées, et qu'on le rencontre probablement dans les inflammations appelées passives. Cette dernière conséquence, ajoute-t-il, me paraît assez bien démontrée par le ralentissement qu'amènent, dans les branches artérielles, les applications réitérées du sel, ou même chez les animaux affaiblis, une seule application. »

Quoique ses expériences ne soient pas entièrement conformes à celles de Wilson, Thomson ne les croit pas pour cela en contradiction avec l'hypothèse d'Allen, dont il adopte franchement les idées sur ce point.

Le docteur Hastings voyant la dissidence qui règne entre les deux auteurs dont je viens de parler, a voulu, par des expériences répétées, s'assurer de nouveau de l'état des capillaires dans l'inflammation. Ayant déjà vu que des stimulans appliqués sur des vaisseaux augmentent d'abord leur action, et l'affaiblissent ensuite, il chercha à découvrir dans laquelle de ces deux périodes la phlegmasie survient. Il a observé dans ses expériences que certains stimulus appliqués à des parties vivantes produisent une accélération dans le cours du sang et une contraction des vaisseaux sanguins. Jusques-là ses observations sont parfaitement conformes à celles du docteur Thomson. Mais il prétend en outre que pendant cette excitation, la partie est si loin d'offrir quelque chose d'analogue à l'inflammation, que le calibre des vaisseaux est diminué et la partie plus pâle. Cet auteur assure que l'inflammation n'est visible que tout autant que le stimulus a continué d'agir pendant quelque temps, ou qu'ayant agi avec plus de force sur les vaisseaux, ceux-ci se sont dilatés et ont permis aux globules de sang de passer dans les capillaires, qui ne les reçoivent pas habituellement, ou qui ne reçoivent qu'une série des globules de ce liquide. Ainsi, c'est dans la seconde période, d'après le docteur Hastings, ou mieux pendant la faiblesse, que s'opère l'inflammation. Il conclut de toutes ses expériences que l'inflammation consiste dans un affaiblissement des capillaires, par lequel l'équilibre entre les grands et les petits vaisseaux est rompu, et ces derniers dilatés.

Cette théorie de l'inflammation que je viens de développer en détail parce qu'elle est adoptée presque généralement en Angleterre, est à peine connue en France. Le grand crédit dont elle jouit parmi les médecins anglais semble lui avoir été acquis par les expériences microscopiques des savans dont je viens de parler; mais je ferai voir bientôt que ces expériences, loin de venir à l'appui de cette théorie, lui sont, au contraire, directement opposées.

Si nous passons maintenant aux idées théoriques des médecins français sur le sujet qui nous occupe, vous n'y trouverez plus cette unité, cet ensemble que vous avez pu remarquer dans les opinions de nos voisins. Tâchons cependant d'exposer avec méthode les diverses théories que l'on a professées ou qu'on professe encore aujourd'hui en France.

Nous avons vu jusques ici tous les auteurs placer le siége de l'inflammation dans les capillaires artériels. Bichat ne trouvant pas cette idée conforme à la vérité, a tâché de la renverser. Ce savant anatomiste fait consister l'inflammation dans l'augmentation et l'altération de la sensibilité organique.

« Une partie est-elle irritée, dit-il, d'une manière quelconque, aussitôt la sensibilité organique s'altère, elle augmente; étranger jusques-là au sang, le système capillaire se met en rapport avec lui, il l'appelle pour ainsi dire. Celui-ci y afflue, y reste accumulé, jusqu'à ce que la sensibilité organique soit revenue à son type naturel.

« La pénétration du système capillaire par le sang est donc un effet secondaire dans l'inflammation. Le phénomène principal, celui qui est la cause de tous les autres, c'est l'irritation locale qui a changé la sensibilité organique. »

Le professeur Richerand soutient avec plus de raison, ce me semble, que non-seulement la sensibilité organique, telle que l'entend Bichat, se trouve changée dans toute phlegmasie, mais encore toutes les autres propriétés vitales admises par cet auteur.

M. Boyer attribue à Van-Helmont cette théorie de l'irritation. « Mais comment, dit-il, cette cause agit-elle pour produire l'inflammation? c'est ce qu'il n'est guère possible de déterminer. Tout ce que l'on peut inférer de l'observation, c'est, 1° que l'irritation attire le sang de toutes les parties de la circonférence vers un même centre qui est le point irrité : cet afflux du sang produit la dilatation des artères et leur augmentation de volume, quelquefois même leur rupture et l'extravasation de ce liquide dans le tissu cellulaire.

« 2° Que l'irritation n'est pas bornée aux nerfs de la partie qui s'enflamme, qu'elle s'étend aussi aux vaisseaux sanguins de cette partie, dans lesquels elle excite une agitation et des oscillations qui se manifestent quelquefois par des pulsations qui n'avaient pas lieu dans l'état naturel.

« 3° Que l'irritation, en même temps qu'elle attire les humeurs, augmente l'action des solides de la partie qui s'enflamme, de manière que la vie y devient plus active, et se manifeste davantage à nos yeux par le développement plus prononcé des phénomènes qui la caractérisent. En effet, la rougeur, la chaleur, la tuméfaction inflammatoire annoncent une augmentation des propriétés vitales et de l'action organique des vaisseaux capillaires. »

Mais chacun s'est déjà aperçu que ces manières de concevoir l'inflammation, diverses en apparence, ont entr'elles un si grand rapport, que nous pouvons facilement les regarder comme de simples modifications les unes des autres. Et sans entrer dans aucune discussion pour savoir à qui appartient la priorité des idées fondamentales qui caractérisent ces théories, je continue l'exposition de celles que l'on suit aujourd'hui sur le continent.

L'opinion de M. Richerand était presque exclusivement adoptée en France, lorsque M. Broussais parut. Dès que ce médecin eut publié ou fait connaître dans ses cours la nouvelle théorie médicale qu'il professe, un cri général s'éleva contre cet auteur, que les uns n'ont pas su apprécier avec toute la justice qu'il mérite, et que les autres ont à tort considéré comme un oracle presque infaillible. Avant de juger ses opinions sur l'inflammation, exposons-les avec clarté.

Pour mettre la physiologie en rapport avec sa nouvelle doctrine, M. Broussais a été forcé de réduire à la simple contractilité toutes les propriétés vitales admises par Bichat. Il va même jusques à dire que la sensibilité de relation n'est autre chose que la contractilité du système nerveux chargé de cette fonction.

Il admet, en outre, que la contractilité ne se manifeste que par l'action des stimulans, et que, par conséquent, elle doit varier dans chaque organe, suivant sa structure, et suivant l'énergie du stimulus qui y est appliqué.

Partant de ces principes, que je pourrais plus amplement détailler, M. Broussais explique en peu de mots toutes les maladies.

Si la dose de stimulation qui est nécessaire à un organe pour l'exercice de ses fonctions est accrue, il y a irritation morbide.

Si cette irritation morbide reste dans les nerfs, elle constitue les névroses ; si elle se communique aux vaisseaux capillaires artériels, il y a inflammation ou hémorrhagie, suivant que le sang, qui arrive en plus grande quantité dans les capillaires irrités, reste dans la partie affectée ou s'écoule au dehors ; lorsque l'irritation morbide se fixe sur les vaisseaux blancs, il nomme cet état *sub-inflammation*. L'inflammation et la sub-inflammation peuvent se combiner, et il en résulte alors une inflammation mixte.

Mais, outre que le degré de contractilité ordinaire à un organe peut-être augmenté, il peut encore être diminué, et cela arrive lorsque la dose de stimulation qui est nécessaire à l'organe pour l'exercice des fonctions dont il est chargé, n'est pas suffisante. Dans ce cas, M. Broussais nomme les maladies qui en résultent, *abirritatives*.

On ne peut nier que cette théorie ne soit très-séduisante par son extrême simplicité ; aussi ne devons-nous pas être étonnés qu'elle ait été adoptée, sinon en entier, du moins en partie, par un grand nombre de médecins. Mais il faut y distinguer soigneusement ce qui n'est que le fruit d'une imagination ardente, de ce qui est conforme à l'observation. Au reste, comme ce n'est pas ici le lieu de discuter la théorie de M. Broussais, je poursuis l'exposition des principales opinions qui ont été émises sur la phlegmasie.

M. Caffin, dans une petite brochure qu'il a publiée sur la nature de l'inflammation, rejette l'idée que les capillaires artériels soient le siége, même secondaire, de la phlegmasie. Suivant ce médecin, l'inflammation réside dans les capillaires blancs qui font suite aux rouges; elle consiste dans l'introduction du sang rouge dans les vaisseaux qui ne le reçoivent pas ordinairement et sont remplis de liquides non colorés. Cette pénétration du sang rouge dans les capillaires blancs est toujours consécutive à une irritation implantée dans la trame du tissu même.

J'arrive enfin à la doctrine de M. Prus, qui a dernièrement publié un ouvrage sur l'irritation et la phlegmasie, ouvrage qui avait déjà été couronné par la Société de médecine du Gard. Cet auteur, après avoir déclamé contre l'application de la physiologie à la pathologie, a basé sa théorie sur les propriétés vitales qui, ce me semble, sont bien du domaine de cette science. Il porte jusqu'à quatre le nombre de ces propriétés : il admet la sensibilité, la contractilité, l'expansibilité et l'affinité vitale.

Il serait beaucoup trop long de rapporter ici ce que dit cet auteur de la sensibilité et de la contractilité. Aussi je passe d'abord à l'expansibilité, qui est la propriété qui joue le principal rôle dans l'inflammation.

D'après M. Prus, l'expansibilité est une propriété

vitale qui consiste dans la faculté qu'ont certains
tissus de se dilater activement, pour admettre dans
leur intérieur des liquides, des gaz, etc., suivant les
fonctions dont se trouvent doués les organes qui pos-
sèdent cette propriété. Les capillaires en jouissent à
un haut degré, et ce sont eux, d'après ce médecin,
qui sont le siége de l'inflammation.

· Cette nouvelle propriété, dont cependant quelques
auteurs avaient déjà parlé, est soumise à des lois.
Elle est en rapport direct d'énergie et d'exercice avec
la sensibilité. Ainsi elle augmente ou diminue suivant
que la sensibilité est plus ou moins grande. La seconde loi que signale M. Prus découle, dit-il, de la
première ; c'est que la contractilité est en rapport inverse de la sensibilité et de l'expansibilité, parce que
l'expansibilité et la contractilité sont deux propriétés
opposées ; si l'une est en jeu, l'autre ne peut qu'être
diminuée.

Sur ces idées roule entièrement la théorie de l'inflammation, que M. Prus tâche de bien distinguer de
l'irritation. Comme je pourrais peut-être altérer sa
façon de penser sur ce point, je vais transcrire le
passage de son livre dans lequel il en parle.

« En partant des faits qui se passent tous les jours
sous nos yeux, nous voyons que les causes capables
de produire l'irritation, commencent par exciter et

augmenter la sensibilité. Il ne peut y avoir deux opinions sur ce point.

« L'excitation et l'augmentation permanentes de la sensibilité entraînent l'exercice et l'augmentation permanens de l'expansibilité, et en même temps, par une conséquence nécessaire, la suspension de la contractilité.

« Voilà un changement distinct dans le rhythme des propriétés vitales, un genre d'altération différent de leur exaltation collective ou sthénie, et que caractérise une augmentation de sensibilité, d'expansibilité, avec suspension de contractilité. C'est ce que j'appelle irritation ou turgescence, laquelle peut être pathologique ou physiologique.

« L'effet secondaire, mais simultané de cette turgescence, est la dilatation d'une cavité en rapport avec des fluides de diverse nature. Que doit-il en résulter?

« Supposons l'irritation dans l'intimité de nos tissus; le vaisseau sanguin ou lymphatique dont l'expansion ou l'érection a été provoquée, et qui reste dilaté tant que l'action de la cause persiste, appelle dans son intérieur une plus grande quantité de fluide, une quantité proportionnelle à son nouveau calibre. Mais le jeu de la contractilité est plus ou moins empêché par celui de sa propriété antagoniste, la circulation languit ou se suspend, le fluide s'amasse de plus en plus, il séjourne : de là, congestion dans le vaisseau, augmentation dans le volume; et comme cet état est commun à une foule de vaisseaux semblables, très rapprochés, il y aura tumeur, le symptôme principal de l'inflammation.... Douleur, dilatation, afflux; tel est l'ordre et l'enchaînement des phénomènes. Il y a dilatation par suite de la douleur; afflux, parce qu'il y a dilatation ; et stase, par manque de contractilité. »

Telle est, en peu de mots, l'exposition exacte de la partie de la théorie médicale de M. Prus, qui a rapport à la phlegmasie. Comme il serait hors de propos de parler des opinions de l'auteur sur les autres points de pathologie, je m'abstiens d'en rien dire.

Je termine ici l'exposé des diverses théories de l'inflammation. J'aurais pu, sans doute, l'étendre encore beaucoup, mais alors j'aurais dépassé les bornes que je me suis imposées. D'ailleurs, toutes celles que j'ai omises se rattachent à celles que j'ai rapportées, et l'on verra plus tard que ces dernières sont suffisantes pour nous éclairer sur le siége et sur la nature de l'inflammation.

Si maintenant vous reportez vos regards sur les théories de l'inflammation que je viens d'exposer, il va vous sembler, au premier aperçu, que ces théories n'ont entr'elles aucun rapport, et qu'il est presque impossible de débrouiller le cahos dans lequel leur réunion paraît devoir nous plonger. Cependant si vous voulez vous donner la peine de me suivre dans les discussions que je vais mettre sous vos yeux, vous allez voir que l'on peut rendre ce sujet un peu plus clair.

Vous remarquerez d'abord, que quelle que soit la théorie médicale qu'ils professent sur la nature de l'inflammation, tous les médecins sont d'accord sur ce point, que toute phlegmasie réside, soit primitivement, soit secondairement, dans les capillaires. Mais, partant du même principe, combien ne diffèrent-ils pas ensuite sur la manière de concevoir l'altération de ces vaisseaux? sous ce dernier rapport, on peut, malgré la divergence des opinions, diviser ces théories en trois groupes principaux autour desquels elles viennent toutes se ranger. Les auteurs que je place dans le premier groupe regardent les capillaires comme obstrués. Pour eux, l'obstruction de ces vaisseaux, par la viscosité du sang ou par le *spasme* de leurs extrémités, est l'origine de toutes les inflammations. Boerhaave est à la tête des partisans de cette doctrine. Je range dans le second groupe ceux qui prétendent que la source de l'inflammation est dans la faiblesse des capillaires. Enfin au troisième

groupe se rapportent ceux qui pensent que ces vaisseaux, loin d'être affaiblis, sont, au contraire, sur-
excités dès le principe de la phlegmasie. Ce dernier
système diffère de ceux admis dans les deux groupes
précédens non-seulement sous le rapport de l'altération que subissent les capillaires, mais encore parce-
que les médecins qui l'ont embrassé croient que
cette altération n'est que secondaire, qu'elle n'est que
là suite d'un autre phénomène qu'on désigne sous le
nom d'irritation. Si Bichat n'est pas le fondateur de
cette opinion, il est du moins celui qui l'a développée
avec le plus de talent.

Quelque opposées que paraissent les théories que je
vous ai fait connaître, en dernière analyse, elles partent toutes des principes fondamentaux que je viens
d'émettre. Par conséquent il serait fort inutile de les
examiner une à une et en détail. Ce serait m'exposer
à des répétitions à la fois inutiles et fastidieuses. Il
vaut beaucoup mieux, ce me semble, porter votre
attention sur les principes qui servent de base à ces
théories, afin de découvrir quelle est leur valeur
pathologique. De cette manière, il vous sera bien
plus facile de juger quelles sont parmi ces théories
celles que vous devez adopter et celles qui doivent
être rejetées.

Avant de discuter les théories si opposées qu'on

professe en France et en Angleterre sur la nature de l'inflammation, je vais jeter un coup d'œil rapide sur la théorie de l'obstruction. Comme elle est presque entièrement abandonnée de nos jours, je n'en dirai qu'un mot, uniquement pour ne pas la passer sous silence.

Telle que la concevait Boerhaave, elle est tout-à-fait erronée. 1° Elle repose sur des idées anatomiques qui n'ont aucun fondement, et qui semblent n'avoir été imaginées que pour expliquer des idées préconçues. 2° Les anastomoses nombreuses des capillaires sont en opposition directe avec cette doctrine, puisque, en supposant qu'un de ces vaisseaux fût obstrué, le sang passerait facilement par les collatéraux, comme cela arrive dans les cas d'anévrisme. 3° Dans la plupart des cas, cet auteur suppose dans le sang une viscosité que personne n'a pu encore y apercevoir, et dans la supposition où cette viscosité existât, elle devrait être commune à toutes les parties de ce fluide. Le sang s'arrêterait donc à la fois à toutes les extrémités des capillaires, ce qui aurait pour résultat immédiat la suspension de la circulation. Cela seul vous montre l'absurdité de cette hypothèse. 4° Cette théorie suppose encore une impulsion communiquée au sang par derrière, *vis à tergo*, qui tasse le sang dans le vaisseau obstrué. Cette dernière opi-

nion repose sur l'idée que le sang circule non-seulement par les contractions du cœur, mais encore par
celles des grosses artères, bien que rien ne démontre
dans ces vaisseaux une propriété que Boerhaave regarde comme suffisamment prouvée. Je reviendrai
dans un instant sur cette opinion qui mérite d'autant
plus d'être approfondie qu'elle sert de base à la théorie qui fait consister l'inflammation dans la faiblesse
des capillaires.

Quant à l'inflammation par erreur de lieu que
Boerhaave a signalée, quoiqu'elle ait été combattue
par un des plus grands chirurgiens de l'époque, je
crois cependant qu'on ne peut se refuser de l'admettre, c'est-à-dire, de penser que le sang passe dans les
vaisseaux blancs qui font suite aux rouges; car je
n'entends pas dire par là qu'on doive adopter entièrement les idées un peu trop mécaniques de Boerhaave, je dis seulement que des parties qui n'ont pas
des capillaires artériels dans l'état normal, comme
les séreuses, les cartilages, la sclérotique, etc. deve-
nant quelquefois le siége d'inflammations très-vives;
la rougeur que revêtent alors les parties affectées ne
peut dépendre que de ce que le sang s'est introduit
dans les vaisseaux blancs qui entrent dans leur structure. Vous verrez plus tard comment s'opère cette
introduction.

Les principales objections que je viens de faire à
la théorie de Boerhaave, et que j'aurais pu multiplier
encore davantage, si la chose eût été nécessaire,
s'appliquent également presque toutes aux modifications que Cullen a voulu introduire dans ce système.
Le *spasme* des capillaires, par lequel il a remplacé la
viscosité du sang, est encore une de ces hypothèses
que ni l'observation, ni l'expérience ne peuvent con-
firmer. Il importe d'ailleurs fort peu que l'on attribue
l'obstruction à l'une ou l'autre de ces causes, dès
l'instant qu'il est de la dernière évidence que cette
prétendue obstruction ne peut pas exister et ne peut
par conséquent être regardée comme la source de
l'inflammation. Toute théorie qui repose donc sur
cette supposition, que les capillaires sont primitivement obstrués dans cette maladie, part d'une fausse
base et se trouve dépourvue de vérité.

Je me hâte d'arriver au groupe de théories qui
jouit d'un grand crédit en Angleterre, comme on
peut le voir dans Samuël Cooper et dans Thomson,
je veux parler de celui dans lequel on regarde la
phlegmasie comme le résultat de l'affaiblissement des
capillaires.

Cette doctrine, que j'ai assez longuement développée, est basée sur des idées physiologiques qui ne
sont rien moins que démontrées, et de plus, elle

s'appuie sur des expériences microscopiques qui, comme je vous le montrerai, loin de lui être favorables, lui sont, au contraire, opposées.

Les partisans de ce système ont bientôt senti que la débilité seule des capillaires était insuffisante pour expliquer le plus grand afflux de sang qui arrive dans toute partie enflammée; ils ont très-bien vu que ces vaisseaux affaiblis devraient plutôt permettre au sang de les traverser avec facilité que de faire séjourner ce liquide dans leur intérieur. Pour soutenir la théorie qu'ils avaient embrassée, ils se sont donc vus obligés d'admettre conjointement avec la faiblesse des capillaires, un surcroît d'action dans les gros troncs artériels, action qui pousse le sang avec plus de force dans les premiers de ces vaisseaux; et comme ils ont vu les artères se contracter et se dilater dans les pulsations, ils ont supposé que leurs parois étaient musculaires, ou, en d'autres termes, que ces tubes vasculaires étaient de véritables muscles creux. Ainsi pour conserver la fausse base de laquelle ils étaient partis, ils ont été forcés de remonter constamment de supposition en supposition. Suivant un ordre inverse, je vais examiner successivement les hypothèses sur lesquelles s'appuient les théories comprises dans ce groupe.

Je vous disais que pour se rendre compte de la

distribution inégale du sang qui a manifestement lieu dans toute partie enflammée, les Anglais avaient été forcés de considérer les artères comme susceptibles de se contracter avec plus ou moins d'énergie dans tel point que dans tel autre. Or, peut-on reconnaître une composition vraiment musculaire dans les troncs artériels? les mouvemens dont jouissent ces vaisseaux sont-ils dus à leurs contractions ou à toute autre cause? La solution de ces questions est de la plus grande importance, car, si les artères ne peuvent pas se contracter, comment pourraient-elles produire une inégale répartition du sang?

On ne peut disconvenir qu'au premier aspect les fibres de la tunique moyenne des grosses artères n'aient quelque analogie avec les fibres musculaires; mais d'après les recherches bien connues des Bichat, des Nysten, des Beclard, des Meckel, et d'une foule d'autres anatomistes, il est bien démontré que ces deux tissus diffèrent autant par leurs caractères anatomiques que par les propriétés vitales dont ils sont doués. Ce qui distingue surtout ces deux tissus, c'est que tandis que les muscles sont mous et contractiles, les fibres artérielles jouissent, au contraire, d'une fragilité extraordinaire, et sont incapables d'aucune contraction.

Quoique les anatomistes les plus distingués n'aient

pu rien découvrir de musculaire dans les parois artérielles, il n'en est pas moins des médecins qui s'obsti-
nent à regarder les artères comme susceptibles de se
contracter. Je leur observerai d'abord que le défaut
de fibres musculaires dans leur composition rend la
chose absolument impossible à concevoir ; néanmoins,
admettant pour un instant leur supposition, il m'est
encore facile de prouver que leur hypothèse ne peut
être soutenue. En effet, si les artères sont susceptibles
de contractions, et que l'action du système sanguin,
comme ils le disent, puisse être augmentée dans un
point, tandis qu'elle est stationnaire ou diminuée dans
un autre, il s'ensuit qu'il ne doit pas y avoir *toujours*
harmonie parfaite entre les contractions de toutes les
artères ; fait que l'observation de tous les jours nous
montre entièrement faux. En admettant ce principe,
n'en résulterait-il pas aussi que les contractions des
tubes artériels seraient quelquefois en opposition avec
celles du cœur ? Or, quel trouble cela n'entraînerait-il
pas dans la circulation ? Notre vie ne serait-elle pas
à tout moment en danger ? heureusement il n'en est
pas ainsi. Il suffit de la moindre attention, de l'observation la plus superficielle, pour se convaincre
que les mouvemens du cœur et des artères sont toujours isochrones.

Je demanderai d'ailleurs à ceux qui veulent soutenir une telle opinion, comment, les parois artérielles étant contractiles, on ne peut pas dans les expérien-ces qu'on tente dans ce but, rendre leurs contrac-tions évidentes? Bien mieux, ces expériences ont prouvé de la manière la plus claire, que les mouve-mens dont les artères jouissent ne sont dus qu'à l'é-lasticité très-grande qui est dévolue à leurs parois, surtout dans le sens transversal. Cette assertion a été mise hors de doute par le docteur Barry. Ce médecin ayant mis à nu l'artère brachiale d'un cheval, et ayant ouvert le ventricule gauche du cœur au moyen d'un troquart, rendait les pulsations de l'artère sensibles, ou les faisait disparaître, suivant qu'il arrêtait l'écou-lement du sang par la plaie du cœur, ou qu'il laissait à ce liquide une issue libre par la canule de l'ins-trument.

On pourait peut-être objecter contre cette expé-rience que, si les artères ne se contractent pas lors-que le sang ne les traverse plus, cela vient unique-ment de ce que les parois artérielles ne se trouvent plus stimulées par le liquide qui, par sa présence, les force habituellement à entrer en contraction. Mais une observation du même médecin suffit pour ren-verser cette objection. En effet, M. Barry a vu que, dans l'état ordinaire, l'origine de l'aorte ne manifeste pas de pulsations; cependant cette artère est précisément celle qui offre les fibres les plus nombreuses et les plus fortes, c'est aussi celle que le sang traverse en plus grande quantité. Par conséquent les pulsations devraient y être plus sensibles que partout ailleurs, si réellement ce mouvement était dû à la force contractile des parois artérielles.

Tout en repoussant l'idée que les artères agissent par des contractions musculaires pour activer la circulation, admettrons-nous, avec M. Adelon, une action particulière de ces vaisseaux sur le sang artériel, action que ce savant physiologiste regarde comme absolument indépendante de leur élasticité? Ce médecin fonde son opinion sur les trois faits suivans : 1° une artère ouverte laisse couler le sang par un jet continu, et seulement avec des saccades, tandis que si ce fluide ne circulait que par les contractions du cœur, l'écoulement devrait être intermittent; 2° si l'on pratique deux ligatures à une certaine distance l'une de l'autre sur une artère, et qu'on fasse une ponction entr'elles, on voit le sang jaillir, quoiqu'il soit soustrait à l'impulsion du cœur par une des ligatures; 3° enfin, l'artère crurale, quand on la comprime entre les doigts, se rétracte au-dessous du point comprimé de manière à exprimer tout le sang contenu dans son intérieur. Vous allez voir que ces trois observations qui paraissent si décisives à M. Adelon, ne sont certainement rien moins que concluantes.

Je vous ferai observer en premier lieu, que toutes les artères étant habituellement remplies de sang, ce fluide doit s'écouler inévitablement par un jet continu, toutes les fois qu'on ouvre un de ces vaisseaux, comme cela arriverait dans tout canal rempli d'un liquide, et que s'il existe des saccades dans ce jet, elles viennent de ce que le ventricule, à chaque contraction, lance un flot de sang dans tous les vaisseaux. Ainsi ce premier fait n'indique nullement que les artères aient une action musculaire.

Les contractions artérielles ne sont pas mieux prouvées par la seconde observation, car, pour faire cette expérience, on est obligé de placer le plus loin du cœur la première ligature. Le flot de sang qui arrive immédiatement après son application se trouvant arrêté, d'un côté, par cette ligature, et de l'autre ne pouvant rétrograder parce qu'il se trouve poussé par un nouveau flot de ce liquide qui survient derrière lui, dilate nécessairement, plus que de coutume, la portion du tube artériel située au-dessus du point lié. En serrant la seconde ligature, on refoule encore une plus grande quantité de sang dans la partie de l'artère comprise entre les deux ligatures, et par conséquent on tend de plus en plus à dilater la portion liée, quoique sa capacité soit réellement diminuée par suite du froncement produit par les fils,

Cette distension étant donc portée fort loin, il n'est pas étonnant que lorsqu'on fait une ponction entre les deux ligatures, le sang jaillisse avec plus ou moins de force. Répétez cette expérience sur tout autre canal élastique, et vous obtiendrez les mêmes résultats. D'ailleurs si les artères étaient douées de mouvemens contractiles, on devrait voir des saccades dans le jet du sang provenant de cette ponction, et puisque on n'y en aperçoit aucune, il est évident qu'elles ne sont dues qu'à l'action du cœur et nullement à celle des artères.

Enfin, la dernière expérience n'est pas plus en faveur de l'opinion de M. Adelon que celles dont je viens de parler. En effet, si le sang poursuit sa route dans la crurale au-dessous du point comprimé, ce phénomène n'est dû, comme je vous le démontrerai tout à l'heure, qu'à ce que ce fluide ne circule dans l'intimité de nos organes que par les contractions des capillaires, et que quand ces vaisseaux ont chassé le sang contenu dans leur intérieur, il s'y établit un vide qui ne peut être détruit que par l'introduction d'une nouvelle quantité de ce fluide provenant des artères voisines. Ce n'est que de cette manière qu'on peut se faire une idée de l'aspiration admise dans ce système, et c'est à cette sorte d'aspiration qu'est dû le cheminement du sang dans une artère au-dessous d'un point que l'on comprime.

De tout ce que je viens de dire, ne s'ensuit-il pas que les parois artérielles n'ont rien de musculaire, et que les pulsations que l'on sent dans les artères ne sont dues qu'à leur élasticité, élasticité qui permet au flot de sang qui les traverse de les dilater, et qui les fait revenir à leur état naturel, dès que celui-ci est passé? Puisque les tubes artériels ne jouissent pas de mouvemens contractiles, qu'ils ne peuvent nulle-ment activer ou ralentir la circulation, il est évident qu'ils ne peuvent distribuer inégalement le sang. Cependant une distribution inégale de ce fluide ne peut être révoquée en doute; toute partie enflammée n'en offre-t-elle pas, en effet, plus que de coutume? dans l'état physiologique même n'en voyons nous pas, suivant les circonstances, plus dans tel point que dans tel autre? Il faut donc rechercher ailleurs la cause de cette répartition que ne l'ont fait les par-tisans de Vacca. Il est clair que le cœur est aussi in-capable que les artères de produire un tel phénomène, car, comment serait-il possible que le ventricule, en chassant le sang dans l'intérieur de l'aorte, pût en-voyer une plus grande quantité de ce liquide dans telle ou telle artère, et à plus forte raison dans les capillaires où son influence est à peine sensible? vous voyez que cette question ne doit pas nous arrê-ter un seul instant. Il ne nous reste donc que les capillaires artériels qui puissent produire cet effet. Mais comment agissent-ils pour cela? leur faiblesse suffit-elle pour expliquer l'inégale distribution du sang? s'il en était ainsi, la théorie de l'inflammation, admise par les médecins anglais, pourrait encore être soutenue en la ramenant à son type primitif; mais vous allez voir que cette supposition n'est pas plus admissible que la précédente.

Pour déterminer d'une manière précise ce qu'on doit entendre par cette expression, faiblesse des capillaires, il est utile de jeter un coup d'œil sur l'action physiologique de ces vaisseaux. Quand nous connaîtrons la part que prend le système capillaire dans la circulation, nous serons alors à même d'apprécier à sa juste valeur l'opinion des Anglais.

La ténuité des capillaires ne nous permet pas de connaître parfaitement leur structure, mais la propriété de se contracter, dont ils sont doués, semble démontrer que des fibres musculaires doivent entrer dans leur composition, puisqu'aujourd'hui nous savons fort bien qu'aucun autre tissu animal ne partage cette prérogative. Sous ce rapport les capillaires diffèrent essentiellement des troncs artériels.

Tous les médecins ne sont pas du même avis sur l'action physiologique des capillaires. Il en est quelques-uns qui pensent que le sang circule dans leur intérieur au moyen d'une sorte d'aspiration qui, d'après M. Prus, serait due à l'expansibilité. D'autres, et c'est le plus grand nombre, croient que les capillaires ont la faculté de se contracter pour activer la circulation. Quelques autres enfin admettent que les contractions seules du cœur sont suffisantes pour faire circuler le sang dans cet ordre de vaisseaux.

On voit aujourd'hui fort peu de partisans de cette dernière opinion, qui n'est cependant que trop exclusive, car, M. Magendie a démontré par une expérience décisive que l'impulsion communiquée au sang par le cœur se fait sentir jusques dans les veines. Mais, d'un autre côté, il est bien évident que cette impulsion va toujours en diminuant, au fur et à mesure que le sang s'éloigne du cœur. Et ce qui le prouve, c'est que les saccades communiquées au fluide sanguin par ce viscère, cessent d'être sensibles, lorsque le sang est arrivé dans les petites artères. L'éloignement du centre d'impulsion, et le frottement de ce liquide contre les parois artérielles, devaient déjà le faire présentir. Au reste, ce qui montre, mieux que tout, l'insuffisance du cœur pour faire circuler le sang dans l'intérieur des capillaires, c'est la distribution inégale de ce fluide qui se fait dans une foule de circonstances tant physiologiques que pathologiques; inégalité qui ne peut être expliquée, comme je vous l'ai fait voir, qu'en admettant une action propre des capillaires, absolument indépendante des autres parties de l'appareil circulatoire.

Comment s'opère donc la circulation dans ces vaisseaux? est-ce par une sorte d'aspiration dont ils seraient doués, ou bien par des contractions qui leur seraient propres. Voilà les deux seules opinions entre lesquelles nous pourrions flotter. M. Adelon a embrassé la première sans apporter aucune preuve à son appui. Je concevrais cette sorte d'aspiration, si par là on entendait que les capillaires, après avoir chassé par leurs contractions le sang contenu dans leur cavité, produisent, en revenant à leur état primitif, un vide dans leur intérieur, qui oblige le sang contenu dans les artères voisines à s'y précipiter avec force, comme s'il y était aspiré. Mais si, pour expliquer cette aspiration, on admet avec M. Prus, l'expansibilité, c'est-à-dire, cette dilatation active des parois artérielles dont l'auteur que je cite fait une propriété nouvelle, j'avoue franchement que je n'y comprends plus rien. Au reste, on chercherait en vain dans l'ouvrage de M. Prus des raisons capables de faire adopter ses idées sur l'expansibilité des capillaires, il n'en fournit aucune. Seulement il s'efforce de prouver que les poumons ont la propriété de se dilater activement, et ce fait n'influe nullement, qu'il soit vrai ou faux, sur la question que j'examine en ce moment. Il est d'ailleurs facile de battre M. Prus avec ses propres armes. En effet, il regarde la contractilité et l'expansibilité comme deux propriétés diamétralement opposées, et qui s'excluent réciproquement. Or, les expériences tentées en France, en Angleterre, en Allemagne, en Italie, n'ont-elles pas toutes démontré, que les capillaires sont doués de contractions manifestes? pour être conséquent avec ses principes, l'auteur lui-même doit donc reconnaître que l'expansibilité n'est pas dévolue aux capillaires.

L'aspiration, au contraire, telle que je l'entends, c'est-à-dire, résultant du vide occasionné dans la cavité des capillaires, par suite de l'expulsion du sang qu'ils renfermaient, me semble conforme à la vérité. Ce phénomène n'a-t-il pas lieu, en effet, dans le cœur? le sang ne se précipite-t-il pas dans les oreillettes par suite du vide qui s'est fait dans leur cavité lorsqu'elles ont eu chassé le sang qu'elles contenaient dans l'intérieur des ventricules? Si l'on doutait de ce que j'avance ici, on n'a qu'à consulter le mémoire du docteur Barry, et l'on verra que rien n'est plus vrai. Dès qu'un vide s'établit dans une cavité, les liquides des parties ambiantes doivent nécessairement venir le détruire; c'est un fait de physique qu'on ne peut révoquer en doute. Et, en y réfléchissant attentivement, on voit que le vide des oreillettes est l'agent le plus puissant pour la circulation veineuse. D'où vous voyez, soit dit en passant, que le sang ne chemine pas dans tout le système circulatoire par le même moyen : il s'avance dans les artères par l'impulsion qui lui a été communiquée par le cœur; il se distribue dans les capillaires par les contractions de ces vaisseaux; et il remonte dans les veines en vertu d'une aspiration de l'oreillette droite résultant du vide qui se fait dans son intérieur. Cependant il ne faut pas croire que ces trois moyens en vertu desquels se fait la circulation du sang, soient si distincts les uns des autres, qu'ils ne s'influencent pas réciproquement; au contraire, ils se combinent de manière à se fondre graduellement les uns dans les autres.

L'aspiration, en la prenant dans le sens que je viens de lui donner, est donc une chose réelle; mais ce n'est là qu'un phénomène secondaire; elle n'est que la suite des contractions qui sont propres aux capillaires. Qui douterait encore que ces vaisseaux ne soient contractiles, quand il suffit à peine d'un verre un peu grossisant pour rendre leurs contractions visibles, et quand cette propriété a été constatée par tous les expérimentateurs? Ainsi, ces deux opinions qui paraissaient si opposées l'une à l'autre, se lient, s'enchaînent mutuellement, et sont également vraies quand on les réunit, puisque l'une est cause et l'autre effet.

Nous avons à présent des données suffisantes pour juger convenablement le système des Anglais. Pour eux la diminution ou la cessation des contractions des capillaires constitue leur faiblesse, et c'est cette faiblesse qui sert de base à leur théorie de la phlegmasie.

Les expériences de Philipp Wilson et de Thomson ont montré que dans le plus grand nombre de cas, les contractions capillaires, après avoir augmenté au début des phlegmasies, ne tardent pas à diminuer ou même à cesser complétement d'être visibles. Sans tenir aucun compte de ce surcroît d'action qui se manifeste dans les premiers momens de l'application d'un irritant quelconque, le docteur Hastings ne regarde la partie comme enflammée, que lorsque les capillaires sont distendus par une grande quantité de sang, et par là ne peuvent plus se contracter. Cependant Thomson a vu dans quelques circonstances, lorsque, par exemple, la phlegmasie était légère, les capillaires se contracter avec plus de force pendant tout le temps de sa durée. Ce n'est donc pas dans ces cas qu'on pourrait dire que l'inflammation est le résultat de la faiblesse des capillaires, en prenant cette expression dans le sens des Anglais. On ne pourrait pas plus soutenir qu'il y a faiblesse des capillaires au début de la plûpart des phlegmasies, puisque ces vaisseaux se contractent alors avec plus d'énergie. Enfin, cette prétendue faiblesse ne pourrait pas occasionner l'inégale distribution du sang, puisque ce liquide les traverserait avec plus de facilité. D'ailleurs il serait tout-à-fait impossible d'expliquer par cette théorie le passage du sang dans les capillaires blancs qui ne le contiennent pas dans l'état ordinaire.

C'est donc à tort, ce me semble, que les auteurs dont je viens de parler, ayant vu le sang circuler avec plus d'activité au début de leurs expériences, n'ont regardé la partie comme enflammée, que lorsque les capillaires ont été dilatés, sous prétexte que ce n'est qu'alors qu'elle offre une aspect rouge ; comme si la rougeur devait constituer à elle seule toute inflammation. Ne serait-ce pas avec plus de raison qu'ils auraient dit que les capillaires soumis à une cause irritante, se contractent avec plus d'activité ; que dans un temps donné, une plus grande quantité de sang les traverse, mais que ce liquide ne pouvant être assimilé aussi vite qu'il arrive, reflue nécessairement dans les capillaires, les distend, finit même par gêner plus ou moins leurs contractions, et semble par là stagner dans ces vaisseaux ? Cette explication simple me paraît bien plus conforme à la vérité, puisqu'elle n'est, à proprement parler, que le résumé des expériences qui ont été tentées dans le but de connaître quelle est

la part que les capillaires prennent dans les phénomènes inflammatoires. Si les habiles expérimentateurs
dont je viens d'analyser les observations sont tombés
dans une erreur grave, c'est qu'ils ont confondu la
faiblesse des capillaires avec le défaut de contractions
dépendant uniquement de la plénitude de ces vaisseaux. Cependant, si quelque chose devait leur faire
apercevoir leur faute, c'était bien certainement les
expériences du docteur Thomson lui-même.

Si le docteur Hastings a vu des irritans légers appliqués sur une partie enflammée, produire la dispa-
rition de la maladie, ce n'est pas une chose qui puisse
et qui doive nous surprendre. Dans ses expériences,
ce médecin appliquait un irritant sur une partie,
bientôt elle s'enflammait ; mais, comme, en général,
les irritans employés étaient peu forts, l'irritation
cessait dès qu'ils étaient enlevés. *Sublatâ causâ tollitur
effectus.* Cependant une partie du sang appelé par
l'irritation restait accumulée dans les capillaires jusqu'à ce que l'acte d'assimilation l'eût dépensée, ce
qui ne se fait jamais que lentement lorsque cette fonction a été sur-excitée pendant un certain temps. Ce
sang, par sa présence, produisait la rougeur que cet
auteur regarde comme caractéristique de toute phlegmasie. Quand les choses étaient dans ce dernier état,
et que le docteur Hastings appliquait de légers sti-

mulans sur la partie, tels que l'alcool ou l'ammonia-
que, par ce moyen il excitait légèrement l'acte d'assimilation ainsi que la circulation capillaire, et de
cette façon le sang s'écoulait avec plus de promptitude.
Mais vous observerez qu'alors il n'y avait plus d'inflammation quoique la partie fut rouge. Si, au contraire, ce médecin eût appliqué des irritans plus forts
pendant que la première phlegmasie existait encore,
loin de voir la maladie disparaître, il l'aurait vue
prendre un accroissement rapide. Quel est le praticien qui n'a pas été témoin de semblables accidens?
d'où vous voyez que ce fait, en apparence très-con-
cluant, n'est pas d'une aussi grande valeur qu'aurait
voulu le persuader le docteur anglais.

Pour être conséquens avec leurs principes, ces
médecins ne devraient-ils pas appliquer des irritans
sur toute partie enflammée? Or, je vous le demande,
quel serait le résultat d'une telle pratique? qu'ils se
rappellent cet axiome du père de la médecine, *natu-
ram morborum indicat curatio*, et ils sentiront aussitôt la fausseté du point de vue sous lequel ils consi-
dèrent la phlegmasie.

Ainsi s'écroule cette théorie de l'inflammation qui
fait consister cet état pathologique dans une faiblesse
des capillaires, accompagnée d'un surcroît d'action
dans les troncs artériels, quand il est de la dernière

évidence que les artères n'ont pas la faculté de se contracter, que les capillaires seuls peuvent répartir le sang d'une manière inégale, et que ce fluide ne peut être porté en plus grande quantité dans tel ou tel point que par les contractions de ces vaisseaux, leur faiblesse ne pouvant rendre raison d'un pareil phénomène.

Je passe immédiatement aux théories qui forment le troisième groupe, ou en d'autres termes, à celles dans lesquelles on considère les capillaires comme sur-excités. Ici, comme je vous l'ai déjà dit, nous ne trouverons plus cette unité que vous avez pu remarquer dans le groupe précédent. Toutes les théories que je vais examiner à présent, partent bien de la même base, mais elles s'éloignent ensuite dans les détails.

Les auteurs que je range dans ce groupe admettent tous, que le sang arrive en plus grande quantité dans une partie enflammée, et que conséquemment il y a distribution inégale de ce fluide. Sous ce rapport ils sont parfaitement d'accord avec les partisans de la théorie de la faiblesse des capillaires. Mais combien ce fait est ensuite expliqué différemment par les uns et par les autres. Or, je crois vous avoir démontré que les capillaires sont la partie vraiment active pour la production de ce phénomène, et que ce n'est ni par la faiblesse, ni par la mise en jeu de l'expansibilité de M. Prus, que ce mouvement peut être opéré ; que l'inégale répartition du sang ne peut être produite que par les contractions des capillaires artériels. Cette dernière opinion est généralement adoptée par les médecins du continent, mais elle me semble devoir être développée parce que beaucoup de praticiens l'ont embrassée sans en avoir une idée claire et précise.

On s'imagine assez communément que les contractions des capillaires sont plus actives pendant tout le temps de la durée de l'inflammation, et cela semble démontré par l'accroissement de vitalité qui a bien manifestement lieu dans les organes enflammés. Cependant ceci demande quelques explications. Quand la phlegmasie est légère, la circulation est augmentée pendant toute la durée de cet état pathologique, comme l'ont fait voir les expériences de Thomson. Dans les cas plus graves, au contraire, le sang semble stagner au centre de la maladie par suite de la distension qu'y éprouvent les capillaires, tandis qu'à la circonférence, comme l'a vu le docteur Kaltenbrunner, où l'inflammation est moins forte, le sang y circule avec plus de vitesse par cela seul que les capillaires de cette partie se contractent avec plus de force et plus de rapidité. Voilà du moins ce qui résulte des nombreuses observations microscopiques faites dans ce dernier temps.

Malgré toutes les expériences qui montrent que les capillaires artériels prennent une part très-active au développement des phénomènes inflammatoires, un auteur, M. Caffin, a prétendu que ce ne sont pas ces vaisseaux qui sont le siége de l'inflammation ; il pense que cet état morbide se manifeste dans les capillaires blancs qui font suite aux rouges ; mais il me semble que c'est à tort que M. Caffin professe une opinion aussi exclusive. S'il soutenait seulement que dans la plupart des cas, ou même que dans toutes les inflammations, le sang passe dans les capillaires blancs qui ne le reçoivent pas habituellement, il verrait le plus grand nombre des médecins se ranger de son avis. Mais dès qu'il veut dépouiller les capillaires artériels de l'action qu'ils exercent sur la formation de la phlegmasie, on est obligé de ne plus partager son opinion. Comment pourrait-on penser, en effet, que les capillaires artériels ne participent en rien à cet état pathologique, quand les faits les plus positifs, et les plus concluans, viennent nous montrer le contraire ?

Quel que soit, au reste, l'avis des auteurs que je range dans le troisième groupe, relativement à l'action que les capillaires exercent pour la production

de la phlegmasie, ils n'en demeurent pas moins tous
d'accord que cette action n'est qu'un phénomène purement secondaire, toujours précédé d'une sur-excitation à laquelle on donne communément le nom
d'irritation. C'est surtout sous ce dernier point de
vue, que les théories de ce groupe diffèrent essentiellement de celles que nous avons étudiées jusques
ici. Tandis que dans les groupes précédens l'action
des capillaires était le point fondamental pour l'origine de l'inflammation, dans celui-ci ce n'est plus la
condition primitive ; cette action des capillaires est
subordonnée à l'irritation qui joue le premier rôle.

Rien n'est plus vague que ce mot irritation, employé à tout propos par tous les médecins. Quelques-
uns, à la vérité, ont voulu y attacher un sens fixe et
précis, mais le plus grand nombre s'en sert, comme
on se servait autrefois du mot *nerveux*, c'est-à-dire,
pour couvrir d'un voile scientifique, l'ignorance qu'on
a d'une chose. Je vais tâcher de rendre cette expression un peu moins obscure,

Les auteurs qui les premiers ont signalé cette sur-
excitation, ou qui depuis lors en ont fait l'objet spé-
cial de leurs études, sont partagés sur le siège et sur
la nature de cette sur-excitation. Les uns admettent
avec Bichat, que c'est la sensibilité organique qui se
trouve primitivement augmentée ; d'autres soutien-

nent avec M. Richerand, que toutes les propriétés vitales reçoivent à-la-fois cette exaltation; et il en est enfin qui pensent, comme M. Broussais, que ce sont les nerfs qui ressentent la première impression et la transmettent ensuite aux capillaires. Quoiqu'au premier aperçu ces trois manières de voir semblent fort éloignées les unes des autres, je vais vous montrer qu'il y a entr'elles la plus grande analogie, et que la différence que l'on croit apercevoir, ne roule, pour ainsi dire, que sur les mots.

D'abord, vous ne pouvez pas nier que la sensibilité ne soit primitivement augmentée dans toute inflammation. C'est un fait aujourd'hui incontestable, que l'augmentation de la sensibilité est le premier symptôme qui se présente dans cette maladie; c'est donc avec juste raison que Bichat et le plus grand nombre des pathologistes modernes en font le point de départ de la phlegmasie.

Vous m'objecterez peut-être que cette sensibilité que j'admets n'est pas toujours apparente dans la phlegmasie; que dans certaines inflammations, par exemple, la maladie débute sans que nous en ayons eu la moindre conscience, et même quelquefois poursuit son cours sans que nous éprouvions la plus légère douleur. A cela je vous répondrai, que toute douleur étant une sensation, doit nécessairement résulter d'une impression reçue par une partie et transmise au cerveau par l'intermédiaire d'un nerf, mais que tous les nerfs ne portent pas également cette impression à l'encéphale : ainsi nous n'avons pas ordinairement la conscience de l'action des nerfs ganglionnaires. Cependant ce sont eux qui doivent le plus souvent être impressionnés au début de l'inflammation, puisque c'est précisément du grand sympathique que partent les nerfs qui accompagnent presque en tout lieu les artères. Quand donc la sur-excitation première aura son siége dans les nerfs ganglionnaires, nous ne devrons éprouver aucune douleur, quoique cette sur-excitation se communique aux capillaires voisins. Si cependant cette impression est assez forte, elle sera communiquée aux filets nerveux de la vie de relation avec lesquels ceux du grand symphatique s'anastomosent fréquemment, et par suite, transmise au cerveau qui la convertira en sensation douloureuse. Je ne m'étendrai pas ici sur toutes les conditions qui font tant varier la douleur dans la phlegmasie, parce que j'aurai l'occasion de revenir sur cet article dans un nouveau mémoire que je me propose de publier incessamment. Il me suffit de vous montrer maintenant que l'objection émise est sans valeur, puisque l'impression nerveuse peut dans certains cas, tant physiologiques que pathologiques, augmenter ou diminuer sans que nous en ayons la conscience.

Cette sur-excitation première étant reconnue vraie,
il ne manque plus qu'à trouver son siége, et à découvrir sa nature. Il est aujourd'hui bien évident que la
sensibilité organique, entièrement étrangère au système nerveux, comme le veut Bichat, est une chose
purement imaginaire. Si, en effet, on se donne la
peine d'examiner avec attention les preuves que cet
auteur apporte à l'appui de son opinion, on voit que
tous les phénomènes que ce physiologiste a décrits
comme produits par cette propriété, ne sont évidemment que le résultat de l'innervation à laquelle tout
est soumis dans le règne animal, et qui est le mobile
de tous les actes vitaux, tant de ceux qui appartien-
nent à la vie animale, que de ceux qui se rattachent
à la vie organique. Or, l'innervation est une fonction
qui est essentiellement attachée au système nerveux,
comme on peut s'en convaincre en lisant les ouvra-
ges des physiologistes modernes.

Si Bichat était éloigné de penser que les nerfs
eussent une certaine influence sur la circulation capillaire, et partant, sur la production des phénomènes
inflammatoires, c'est parce qu'il voyait des parties,
dépourvues de sensibilité dans l'état de santé, deve-
nir quelquefois le siége d'inflammations très-vives,
et des organes où l'on n'aperçoit aucun nerf s'enflam-
mer, tandis que d'autres qui en sont amplement pour-

vus, ne sont que très-rarement affectés de cette maladie. Mais Bichat ignorait-il que sans nerfs qui
transmettent au centre nerveux l'impression, aucune douleur ne peut être perçue? Il pouvait bien
dire alors que quelques organes sont dépourvus de
nerfs; mais ne savons-nous pas aujourd'hui qu'il existe
des capillaires nerveux dans tous nos organes, comme
il y a des capillaires sanguins? N'est-il pas, en effet,
bien démontré qu'ils sont aussi indispensables les uns
que les autres à l'entretien de la vie, puisque les uns
charrient partout ce fluide réparateur destiné à renou-
veller sans cesse la matière de nos organes, et que
les autres communiquent à tous les points du corps
cette influence, premier mobile de la vie, qu'on nomme innervation? Les artères ne sont-elles pas suivies
en tout lieu, quelle que soit leur ténuité, par des
filets nerveux qui les entourent? Et enfin, le nombre
et la force des contractions des capillaires ne sont-ils
pas mesurés par le degré de l'action nerveuse, ou
mieux de l'innervation? D'après cela, il est évident
que Bichat a regardé comme une propriété vitale
distincte une fonction qui appartient au système nerveux.

Avant que l'on connut aussi bien que de nos jours
la puissance de l'innervation, on objectait à Bichat
que la sensibilité organique n'est pas la seule pro-

priété vitale exaltée dans l'inflammation ; que la sensibilité animale et la contractilité, par exemple, sont également accrues dans cet état pathologique. Aussi partageait-on plus généralement l'opinion de M. Richerand. Dans la définition qu'il a donnée de la phlegmasie, ce dernier médecin a exprimé le fait sans remonter à son origine. On ne peut douter, que tous les phénomènes vitaux né s'exécutent avec plus d'énergie, au moins au début de la phlegmasie. Bichat était loin de le méconnaître, mais il ne regardait cet état que comme la conséquence de l'exaltation de la sensibilité organique. Ainsi les opinions de ces deux auteurs ne diffèrent qu'en ce que M. Richerand veut que toutes les propriétés vitales aient été exaltées à-la-fois, et que Bichat soutient que la sensibilité organique a reçu la première impression. Quelle que soit l'opinion que l'on embrasse à ce sujet, dès qu'il est bien prouvé que la prétendue sensibilité organique de Bichat n'est autre chose que la fonction nerveuse que nous désignons sous le nom d'innervation, et que, d'un autre côté, tous les actes vitaux sont sous la dépendance de cette innervation, ne s'ensuit-il pas que ces deux théories se réduisent au même principe ?

Ainsi, en dernière analyse, nous arrivons toujours à cette fonction première, qui tient sous sa dépendance tous les phénomènes de la vie, à l'innervation ; et nous voyons que c'est le véritable point de départ de l'excitation communiquée à tous les tissus. Il ne s'agit donc plus à présentq ue de déterminer quel est le système chargé de cette importante fonction ; et s'il est vrai, comme vous le présentez déjà, qu'elle soit dévolue aux nerfs, ne serons-nous pas forcés de reconnaître avec M. Broussais, que c'est le système nerveux qui, dans l'inflammation, reçoit la première impression, et que c'est lui qui la transmet et l'irradie dans les parties ambiantes.

Non-seulement le système nerveux préside aux sensations et aux mouvemens volontaires, mais encore il tient sous sa dépendance toutes les fonctions qu'on nomme organiques : respiration, circulation, sécrétions, nutritions, etc. etc., tout lui est soumis. On n'a pu revoquer en doute cette influence nerveuse quand on a pu lier tous les nerfs qui se rendent à un organe, parce qu'il en est résulté la paralysie de cet organe; mais on l'a niée toutes les fois que la fonction est trop répandue dans l'économie pour être entretenue par un ou deux nerfs seulement. Ainsi, plusieurs physiologistes ont cru que la circulation et la nutrition étaient indépendantes de l'action des nerfs. Aujourd'hui cette opinion est généralement abandonnée, surtout depuis qu'on se fait une idée plus juste de l'innervation. Comment pourrait-on ne pas admettre cette influence nerveuse, quand on voit des chagrins prolongés entraîner l'amaigrissement, une affection de l'ame faire rougir tout à coup, des larmes couler dans la tristesse, etc.? Et puis, n'a-t-on pas produit sur le cadavre des sécrétions artificielles en substituant l'électricité à l'action nerveuse avec laquelle ce fluide impondérable a les plus grands rapports?

Me bornant d'ailleurs ici à l'étude de l'influence des nerfs sur les capillaires artériels, qui est le seul point qui nous intéresse en ce moment, je dirai que ces vaisseaux étant doués de contractions visibles, il est clair que des fibres musculaires doivent entrer dans la composition de leurs parois, puisque le tissu musculaire possède seul cette contractilité apparente. Et comme, d'un autre côté, nous savons par les belles expériences de MM. Dumas et Prévost, que les contractions musculaires sont sous la dépendance immédiate des nerfs, ne s'ensuit-il pas que des nerfs doivent accompagner en tout lieu ces vaisseaux pour présider à leurs mouvemens? Ces inductions physiologiques n'ont-elles pas été ensuite confirmées par les découvertes des anatomistes modernes? N'a-t-on pas vû partout des filets nerveux suivre les plus petites ramifications artérielles?

Lors donc que les nerfs qui accompagnent les capillaires seront sur-excités par une cause quelconque, nous ne devons plus être surpris que cette sur-excitation se communique à ces vaisseaux; qu'ils ne soient en un mot, plus fortement innervés, et conséquemment qu'ils ne se contractent avec plus de promptitude : et, voilà précisément l'opinion que professe M. Broussais.

De l'examen des diverses théories qui ont été émises sur le siége et sur la nature de l'inflammation, je suis forcé de conclure : 1º que l'opinion de ceux qui regardent les capillaires comme primitivement obstrués est entièrement erronée; 2º que la distribution inégale du sang qui a lieu dans toute phlegmasie ne pouvant être le résultat, ni des contractions des troncs artériels, puisque ces vaisseaux ne sont pas doués de mouvemens contractiles, ni de la faiblesse des capillaires, puisque ce que l'on a pris pour cet état n'est autre chose qu'un défaut de contractions dépendant de la distension de ces derniers vaisseaux, les théories qui reposent sur ces deux bases s'écroulent nécessairement; 3º que les seules théories que l'on puisse admettre sont celles qui font consister l'inflammation dans un surcroît d'action des capillaires artériels; 4º que parmi ces dernières, la seule qui mérite une entière confiance est celle dans laquelle les contractions de ces vaisseaux sont considérées comme soumises à l'influence exercée par les nerfs qui suivent partout les capillaires.

Pour terminer ce mémoire je n'ai plus maintenant qu'à exposer la théorie qui découle naturellement des considérations dans lesquelles je viens d'entrer : c'est ce que je vais faire en aussi peu de mots que possible.

Toutes les parties du corps reçoivent habituellement un liquide destiné à la nutrition des organes ou à l'accomplissement des fonctions dont ils sont chargés. Ce liquide est rouge ou blanc. Le premier est le sang tel que nous le voyons dans le système artériel; le blanc n'est autre chose que le sérum de ce fluide réparateur. Ces liquides sont renfermés dans des vaisseaux dont quelques-uns, à cause de leur ténuité, ont reçu le nom de capillaires, et sont distingués en rouges et en blancs. Ces derniers ne diffèrent des capillaires rouges auxquels ils font suite, que par la nature du liquide qu'ils contiennent, car si les molécules rouges du sang les pénètrent, aussitôt ils changent de couleur et revêtent tous les caractères des capillaires rouges. Ces canaux, par leurs contractions, font circuler ces fluides dans leur intérieur; mais ces contractions sont dépendantes de l'action nerveuse. Il est vrai que cette influence des nerfs sur les contractions des capillaires est instantanée, qu'elle s'exerce avec autant de rapidité que celle de la volonté sur

certains mouvemens, mais ce phénomène d'innervation n'en est pas moins indispensable.

Une fois que vous aurez admis ces principes de
physiologie, et je crois qu'on ne peut guère les mettre
en doute, vous allez saisir avec facilité ce qui se passe
dans un organe où il se forme une inflammation.

Une cause excitante quelconque portant son action
sur le système nerveux, l'innervation est nécessairement accrue. Si cette fonction dépasse évidemment
les bornes physiologiques, on lui donne le nom d'irritation; expression qui serait remplacée avec plus
d'avantage par celle d'innervation morbide, puisque
cette dernière nous ferait au moins connaître l'origine
de cet état pathologique.

Le degré de vitalité de toutes les fonctions organiques étant réglé par l'action du système nerveux qui,
comme vous le savez, le tient sous sa dépendance,
il s'ensuit que les capillaires qui recevront ce surcroît
d'innervation se contracteront avec plus de force et
plus de vitesse. Par ces contractions multipliées le
sang sera porté en plus grande quantité vers le lieu
qui a éprouvé la plus forte impression. Si vous vous
rappelez le but dans lequel le sang pénètre nos organes vous allez prévoir facilement quel doit être le résultat de cet afflux anormal de sang.

Si le transport de ce liquide n'est pas trop considérable, l'assimilation et les sécrétions, qui elles-mêmes partagent avec les capillaires la sur-excitation que les nerfs leur ont transmise, pourront fort bien dépenser ce liquide au fur et à mesure qu'il arrivera ; mais s'il afflue trop abondamment, ces fonctions ne pourront plus le consommer aussi promptement qu'il y est apporté. Il sera donc forcé de s'arrêter dans les capillaires les plus voisins du lieu primitivement impressionné, puisque, d'un côté, il ne peut être employé par les fonctions qui le dépensent habituellement, et que de l'autre, il est poussé par une nouvelle quantité de sang que chassent les capillaires de la circonférence. Vous n'ignorez pas, en effet, que l'irritation allant toujours en diminuant du centre de l'impression reçue aux parties ambiantes, ou, en d'autres termes, que l'innervation s'affaiblissant en s'éloignant du point où les nerfs ont reçu la plus forte impression, il s'ensuit que plus on s'écartera du centre de l'innervation morbide moins les contractions des capillaires seront fortes et multipliées. Cependant quoique les capillaires de la circonférence soient moins sur-excités, ils le seront encore assez pour pousser une plus grande quantité de sang vers le lieu où l'innervation morbide est le plus développée. Par conséquent, non-seulement ils empêcheront la portion de ce liquide qui s'y trouve déjà de refluer, mais encore ils y en porteront une nouvelle quantité qui distendra de plus en plus ces vaisseaux et s'opposera à ce qu'ils puissent se contracter. Voilà comment s'expliquent deux choses en apparence si opposées, l'activité de la circulation sur les limites de l'inflammation, et la stagnation plus ou moins complète du sang au centre de la maladie.

Je ne me suis proposé dans ce mémoire que de vous montrer l'origine de l'inflammation, la source d'où émane cette maladie. J'ai dû pour cela entrer dans le domaine de la physiologie, attendu que la phlegmasie n'est, pour ainsi dire, que l'exagération d'un phénomène physiologique. Je me suis arrêté au moment où le sang arrive en trop grande quantité dans un organe. Il me resterait maintenant à étudier quel sont les résultats du séjour de ce liquide dans la partie qui s'enflamme, mais cela m'amènerait trop loin. J'en ai fait le sujet d'un autre mémoire qui paraîtra incessamment.

FIN.